ÉTUDE

SUR LES

EAUX MINÉRALES

D'ANDABRE

(AVEYRON)

BICARBONATÉES SODIQUES, FERRUGINEUSES

Par le Docteur DURAND-FARDEL

Médecin-Inspecteur de la source d'Hauterive, à Vichy,
Président honoraire de la Société d'Hydrologie médicale de Paris.

— ⸭※⸭ —

PARIS

LIBRAIRIE ALCAN

BOULEVARD SAINT-GERMAIN, 108

———

1885

ETUDE

SUR

LES EAUX MINÉRALES
D'ANDABRE

BICARBONATÉES SODIQUES, FERRUGINEUSES

Par le Docteur Durand-Fardel.

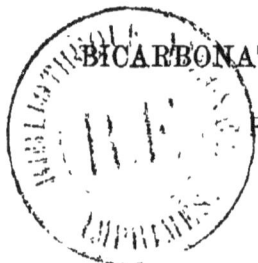

LES SOURCES

ET L'ÉTABLISSEMENT THERMAL D'ANDABRE.

Les eaux d'Andabre sont ferrugineuses. Elles sont en même temps bicarbonatées sodiques. C'est à ces deux principes, le fer et le bicarbonate de soude, qu'il faut rapporter leur double caractère hydrologique et thérapeutique.

Les eaux bicarbonatées sodiques franches, dont Vichy et Vals sont les types, sont en petit nombre. La plupart des eaux dites ferrugineuses sont dépourvues de bicarbonate de soude ou n'en contiennent que de faibles proportions. C'est au bicarbonate de chaux que les plus gazeuses et les plus digestives d'entr'elles doivent ces propriétés. Il n'y a guère que quelques sources du massif central de la France (montagnes d'Auvergne), qui puissent être rapprochées d'Andabre sous ce rapport.

Une source particulière, récemment analysée, la source de *Bosc,* renferme en outre une quantité assez considérable de chlorure de sodium, ce qui vient ajouter un élément thérapeutique important à ceux jusqu'alors attribués à la station d'Andabre.

L'établissement thermal d'Andabre, situé dans un des points les plus pittoresques de l'Aveyron, à 407 mètres d'altitude, occupe un vallon ouvert dans l'arrondissement de Saint-Affrique. Il est à 25 kilomètres de cette ville, à 4 kilomètres de Camarès (1), au N. O. de Sylvanès, séparé de cette dernière station par une chaîne de montagnes de troisième ordre qui, se dirigeant de l'est au sud-ouest, couronnent l'un et l'autre vallon, vont s'attacher au pic de Rostre et se prolongent jusqu'au village de Camarès.

Andabre n'est qu'un hameau qu'on pourrait considérer comme une simple dépendance de l'établissement thermal. On y arrive de Paris par Toulouse, Béziers et Saint-Affrique, dernière station du chemin de fer, et l'on se rend de cette ville à la station thermale, distante de 25 kilomètres, par une belle route de terre, en plaine, suivant l'extrémité de la vallée de la Sirque et parcourant dans toute son étendue le riche vallon du Dourdon.

Les montagnes de Camarès offrent un sol rougeâtre, sablonneux, en petits grains distincts, présentant sur certains points la finesse excessive qui caractérise les argiles et les marnes, présentant, sur d'autres, de grandes roches feuilletées et des schistes argileux. On n'y trouve aucun vestige de roches trapéennes et basaltiques, ce qui détruit l'hypothèse de l'existence d'anciens volcans.

Le terrain d'Andabre est principalement constitué, comme celui de Camarès, par le nouveau gré rouge,

(1) C'est sous le nom de *Camarès*, que les eaux d'Andabre se trouvent désignées dans *l'Annuaire des eaux minérales de la France.*

formation géologique très répandue dans l'Aveyron, et surtout dans cette région. L'air y est extrêmement pur et la température douce en été. (Girbal).

L'établissement d'Andabre est situé dans une vallée fertile assez étendue, au milieu d'une grande prairie qui porte le même nom. Les aménagements en sont confortables et les alentours fournissent des promenades élégantes dans des sites riants et ombragés.

Les eaux sont prises en boisson surtout, mais également en bains et en douches

Un établissement hydrothérapique très complet a été annexé, il y a quelques années, à l'établissement thermal. Il est alimenté par une source froide (7°,2), située dans la montagne. Les douches ont une pression de 17^m,60.

Il y a plusieurs sources à Andabre, dont deux principales : la *source de la Buvette* ou *de la Fontaine*, et la *source des Bains*.

Une troisième source, celle de *Bosc*, présente une composition particulière.

Toutes ces sources sont froides, environ 10°,5.

L'analyse de la *Source de la Buvette* a été faite en 1852, par M. Limousin-Lamothe.

	gr.
Bicarbonate de soude.............	1.8288
— de chaux.............	0.2850
— de magnésie.........	0.2345
— de protoxyde de fer...	0.0652
Silice et alumine	0.0005
Chlorure de sodium.............	0.0990
— de magnésium...........	0.0150
— de calcium	0.0150
Sulfate de soude.................	0.0176
Matière organique et perte........	0.0200
	2.5806
Gaz acide carbonique libre........	1.1388

La source de *Bosc* a été analysée à l'école des Mines en 1873. Il n'a pas été procédé à l'analyse hypothétique, c'est-à-dire au groupement des principes minéralisateurs.

	gr.
Acide carbonique libre............	0.1250
Acide carbonique des bicarbonates.	0.3530
Acide chlorhydrique..............	2.3052
Acide sulfurique.................	0.6025
Silice..........................	0.0350
Oxyde de fer....................	0.0070
Chaux	0.1480
Magnésie.......................	0.0549
Potasse.........................	absence
Soude	2.4247
Matière organique...............	0.0230
	6.0873

L'examen spectroscopique des résidus y a montré la présence de la lithine à l'état de traces.

M. Moitessier a également reconnu dans l'eau de la *source de la Buvette* des traces de lithine et de cuivre.

On utilise encore à Andabre les eaux du CAYLA, très voisines, froides, bicarbonatées *calciques* et ferrugineuses, très gazeuses, faiblement minéralisées, — et celles de SYLVANÈS, plus semblables par leur composition aux précédentes qu'à celles d'Andabre, assez arsenicales, accidentellement hydrosulfurées, mais que distingue une thermalité notable, de 33 à 38°.

ACTION THÉRAPEUTIQUE DES EAUX D'ANDABRE

Les propriétés thérapeutiques des eaux d'Andabre se rattachent spécialement à leur qualité ferrugineuse et à leur qualité bicarbonatée sodique.

Ce sont des eaux très médicamenteuses et que l'on doit utiliser surtout en boisson, bien que les bains et les pratiques balnéothérapiques soient, sur place, très utiles pour en compléter l'action. Il n'est point nécessaire de les prendre à une dose élevée pour en obtenir des effets salutaires, et il peut y avoir de graves inconvénients à en pousser l'usage jusqu'aux limites de la tolérance. Certains exemples ont pu montrer celleci portée à un degré extrême : mais il en est de même partout, et il faut se garder d'y voir, sinon des modèles, du moins des encouragements. Des eaux aussi fortement gazeuses, notablement bicarbonatées sodiques et ferrugineuses exigent dans leur emploi une circonspection qu'une certaine facilité dans leur usage fait négliger à trop de malades.

Les premiers effets qu'elles déterminent sont d'excitation : ce n'est point là ce qui constitue le fond de leur action Ce sont des phénomènes superficiels qu'il faut plutôt s'attacher à modérer qu'à développer.

L'eau de la *Fontaine d'Andabre*, dit M. Girbal dans un excellent travail sur cette station, administrée en boisson, exerce sur l'économie une action qui varie depuis la tonicité jusqu'à la stimulation la plus marquée. Cette action se manifeste non-seulement sur le système digestif, mais encore sur tout l'organisme. On dirait que la vitalité des tissus est réveillée et que la

plupart des fonctions surtout celle des organes abdo-
minaux, s'exercent avec un surcroît d'énergie. L'ap-
pétit est accru, les digestions sont plus faciles, la sé-
crétion des follicules muqueux du tube intestinal ainsi
que celle des reins et du foie est sensiblement augmen-
tée, l'émission des urines est assez abondante. On
observe enfin, quoique plus rarement, une action laxa-
tive et diaphorétique. Les battements du cœur sont
plus intenses, le pouls acquiert plus de plénitude, la
menstruation et le flux hémorrhoïdaire sont provoqués
ou augmentés, la plupart des muqueuses deviennent
plus rouges, et, s'il existe quelque plaie, elle tend à
devenir saignante (1).

Ceci nous permet de discerner le caractère général
de l'indication des eaux d'Andabre, en dehors de toute
condition pathologique spéciale.

L'anémie et la faiblesse y trouvent un correctif effi-
cace et assuré. Ces états ne constituent pas nécessairement par eux-mêmes des conditions pathologiques.
Ils représentent des conditions différentes de l'activité
nerveuse et de la constitution du liquide sanguin. Sou-
vent innés, ou produits de la première enfance, ils
planent sur le système et entretiennent, pour ainsi
dire, un mode de vivre inférieur. Les circonstances de
la vie hygiénique, affectives, diététiques ou autres, l'é-
volution de la puberté, les accidents traumatiques, les
maladies accidentelles, sont toutes des conditions pro-
pres à réduire le système à un état d'amoindrissement
ou d'insuffisance qui n'est pas encore la maladie, mais
qui n'est plus la santé.

Ces états peuvent être corrigés dans une plus ou
moins large mesure, de toute sorte de manière, par

(1) GIRBAL. *Etudes thérapeutiques sur les eaux minérales
d'Andabre.*

une hygiène appropriée, un changement de milieu, le climat marin, l'hydrothérapie méthodique, enfin, et par dessus tout, par les eaux minérales ferrugineuses.

Toutes les eaux ferrugineuses sont alors salutaires. Mais voici ce qui assigne à Andabre une place particuculière entre elles.

La plupart des eaux ferrugineuses ne possèdent qu'une faible minéralisation, qu'elles ne paraissent pas compenser par des qualités particulières. Ce sont presque toutes des bicarbonatées calciques, à très faible titre, plus ou moins gazeuses, et ne représentant, en même temps que cette dernière circonstance, qu'une médication exclusivement ferrugineuse. Leur supériorité, comme médication ferrugineuse, sur les préparations de la matière médicale commune, est incontestable : elles la doivent aux conditions où s'y rencontre leur principe essentiel, malgré la faible proportion où il existe, à sa solubilité, peut-être à son extrême division, à la présence du gaz carbonique, à ce qu'il emprunte, comme tous les autres agents de la médication thermale, aux qualités indéfinissables et inimitables des eaux minérales naturelles : mais enfin ce n'est qu'un mode supérieur d'introduction du fer dans l'économie.

Mais les eaux d'Andabre présentent, à côté du fer, une minéralisation importante et d'une qualité particulièrement favorable aux actions altérantes et reconstituantes, le bicarbonate de soude, qu'il suffit de signaler sans s'arrêter aux autres principes qui l'accompagnent.

Or, on peut établir que, partout où à l'action spécialement reconstituanté du fer se joindra l'action spécia-

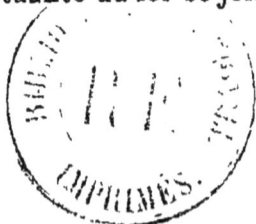

lement assimilatrice de la soude, on trouvera les éléments d'une médication reconstituante complète, à laquelle ces deux éléments concourront dans une harmonie parfaite.

Les considérations qui précèdent pourraient suffire pour guider dans l'indication et l'application des eaux d'Andabre. On peut dire que ces eaux sont indiquées dans tous les cas où le système est dominé par une insuffisance de l'innervation et de la sanguification.

Cependant il y a aussi des restrictions à faire, d'où seront déduites les contre-indications.

Les affections des voies respiratoires seront d'abord éliminées : elles appartiennent à d'autres eaux minérales dont elles constituent la spécialisation distincte.

Ce qu'il importe surtout de considérer, c'est l'action excitante, inséparable de cette médication, et qui doit en éloigner tous les états irritables et toutes les affections irritables. C'est donc moins sur des déterminations nosologiques que sur des *états* que doit être établie l'indication générale des eaux d'Andabre.

L'ordre des conditions pathologiques, et jusqu'à un certain point physiologiques, où elles ont à intervenir utilement, a été signalé précédemment d'une manière sommaire, mais suffisamment significative pour des praticiens attentifs. Il n'est pas précisément nécessaire d'être malade pour avoir à y recourir ; il suffit de se trouver dans des conditions physiologiques déficientes.

Cependant il est certains sujets sur lesquels il convient d'insister.

Les eaux d'Andabre sont des eaux très digestives.

Elles sont indiquées dans les dyspepsies atoniques, les digestions lentes, les anorexies, les digestions imparfaites avec langueur de l'activité assimilatrice. Mais il faut qu'il n'existe point de phénomènes douloureux ou irritatifs, et, dans les dyspepsies saburrales ou catarrhales, dans les dyspepsies intestinales, ce sont d'autres eaux minérales, telles qu'Alet ou Saint-Gervais, qui sont indiquées.

De l'application des eaux d'Andabre aux états languissants de la digestion, de l'assimilation et de l'innervation, dérive naturellement leur appropriation aux métrites chroniques, catarrhales ou parenchymateuses, dépourvues de tout caractère irritable. Elles sont assez sodiques pour qu'une action résolutive effective vienne s'ajouter à leur action reconstituante.

C'est surtout aux affections catarrhales et à toutes leurs conséquences qu'elles conviennent, soit qu'il s'agisse de combattre l'anémie paludéenne, ou de fournir un adjuvant aux médications anti-périodiques insuffisantes, ou de résoudre les engorgements ganglionnaires ou viscéraux. La combinaison de ces eaux avec l'hydrothérapie méthodique fournit dans toutes ces circonstances un élément de reconstitution très puissant.

Enfin la composition particulière de la source de *Bosc* et sa richesse en chlorure de sodium s'adressent très efficacement aux constitutions lymphatiques ou scrofuleuses.

Les exemples qui viennent d'être présentés sont suffisants pour faire comprendre le caractère et l'étendue des ressources que peuvent offrir les eaux d'Andabre. Il n'est donc pas nécessaire d'énumérer tous les états morbides particuliers dans lesquelles elles peuvent intervenir utilement. M. Girbal, dans le mémoire précédemment cité, M. Bloc, inspecteur d'Andabre, dans de plus récentes publications (1), ont reproduit d'intéressantes observations qui peuvent servir de types utiles à consulter.

Il convient cependant de faire quelques réserves au sujet de quelques-unes de ces observations concernant les coliques hépatiques, la goutte et la gravelle urique. La qualité bicarbonatée sodique de ces eaux paraît avoir été mise en jeu en pareilles circonstances avec succès. Mais il est permis de douter que ce soit présisément dans cette direction qu'il faille appeler l'attention des médecins sur leurs applications. Il s'agit là de spécialisations qui ne paraissent pas le fait d'eaux minérales ferrugineuses et excitantes, à part peut-être quelques vieilles gouttes très atoniques.

Le docteur Bloc a, dans une récente publication (2), signalé l'action cicatrisante des eaux d'Andabre sur les plaies, les ulcères atoniques, les plaies contuses, certaines affections de la peau (eczéma, impétigo), les ulcérations du canal de l'urètre, etc. Il s'agit ici d'une action topique, qui paraît rentrer dans l'action substitutive, et qui favoriserait sans doute l'ensemble du traitement. M. Bloc paraît attribuer au gaz carbonique, si abondant dans ces eaux, une large part dans ces résultats.

---

(1) BLOC. Extrait du *Compte-rendu officiel* adressé à l'Académie de médecine, 1876 et 1877.

(2) BLOC. *Sur l'action tonique locale des eaux d'Andabre* dans la *Revue hebdomadaire thérapeutique et thermale*, n⁰ du 29 janvier 1882.

DE L'EMPLOI DES EAUX D'ANDABRE
TRANSPORTÉES.

Les eaux d'Andabre *transportées* sont utilement employées dans tous les cas où leur emploi thermal peut être indiqué.

Cette assertion est indépendante de toute comparaison entre l'action d'une eau minérale quelconque prise sur place ou transportée. Sans doute il manque toujours quelque chose à cette dernière. Mais lorsque ce qui lui fait défaut ne se rapporte pas ou ne se rapporte que dans des proportions insignifiantes à sa constitution chimique définissable, et ne concerne que ces conditions indéfinissables qui appartiennent à toute eau minérale à son issue du sol, les appropriations médicales seront nécessairement les mêmes pour l'une et pour l'autre, quelque différence qui puisse exister au sujet de leur activité respective.

Les eaux d'Andabre ne présentent dans leur composition que de faibles éléments de détérioration par le fait de la transportation. La proportion de bicarbonates qu'elles renferment assure à leurs divers principes une fixité durable, moyennant certaines conditions, facilement réalisables, relatives au mode d'embouteillage.

L'altération de ces eaux ne paraît devoir provenir que de la déperdition inévitable d'une certaine partie du gaz carbonique en excès, qui tient leurs sels à l'état de bicarbonates ; car l'action de l'atmosphère peut être aisément réduite à néant ou à des proportions insaisissables. D'un autre côté, la forte proportion de gaz carbonique libre qu'elles contiennent doit également réduire au minimum la réduction des bicarbonates.

Il est permis d'appliquer à l'eau d'Andabre les résultats obtenus par Bouquet sur les eaux de Vichy transportées, ces deux eaux minérales présentent une grande analogie de composition, sinon pour les proportions, du moins pour la nature des principes qui les minéralisent.

Opérant sur l'eau de la Grande-Grille prise dans le commerce, c'est-à-dire puisée et embouteillée depuis un temps indéterminé, cet habile chimiste a trouvé que l'eau minérale avait perdu (1) :

Acide carbonique	5 % environ.
— arsenique	⎫
— chlorhydrique;	⎪
Soude	⎬ 0
Potasse	⎪
Protoxyde de fer	50 %.
Chaux	⎫
Magnésie	⎬ proportion considérable.
Silice	⎭

Si nous reportons à l'eau d'Andabre de pareils résultats, nous voyons que celle-ci ne subirait d'altération notable que pour ce qui concerne les principes terreux, assurément les moins agissants, et le fer. Mais celui-ci, c'est-à-dire le bicarbonate de fer, si nous le supposons réduit de moitié, conserverait le chiffre 0,0325, très thérapeutique, et encore supérieur à celui de beaucoup d'eaux ferrugineuses, considérées sur place. Quant à la soude et aux chlorures, ils ne subiraient aucune diminution.

(1) BOUQUET. *Etude chimique des Eaux minérales de Vichy, etc,* 1874.

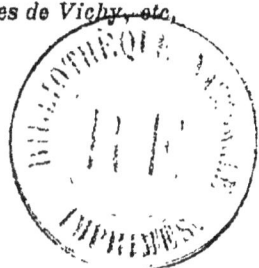

Vichy, Imp. Wallon.

PRINCIPAUX OUVRAGES DU MÊME AUTEUR

Traité du ramollissement du Cerveau. — (Couronné par l'Académie de Médecine), 1843, 1 vol. in-8° de 525 pages. (Epuisé).

Traité pratique des maladies chroniques, 1869. — 2 vol. grand in-8° de 1,403 pages.

Traité clinique et thérapeutique du diabète, 1868, 1 vol. in-12 de 484 pages.

Traité pratique des maladies des vieillards, 2ᵉ édition, 1873, 1 vol. grand in-8°, de 815 pages.

Dictionnaire général des Eaux minérales et de l'Hydrologie médicale (en collaboration avec MM. Le Bret, Lefort et Jules François), 1860, 2 vol. in-8° de 1,664 pages (couronné par l'Académie de Médecine). Epuisé.

Les Eaux minérales et les Maladies chroniques, leçons professées à l'Ecole pratique, 1874, 1 vol. in-8° de 227 pages.

Lettres médicales sur Vichy, 4ᵉ édition, 1877, 1 vol. in-18 de 184 pages.

Traité des Eaux minérales de la France et de l'Etranger, 3ᵉ édition 1883, 1 vol. grand in-8° de 662 pages.

La Chine et les conditions sanitaires des ports ouverts. (Rapport présenté à M. le Ministre de l'Agriculture et du Commerce), 1877, 1 vol. in-8° de 226 pages

www.ingramcontent.com/pod-product-compliance
Lightning Source LLC
Chambersburg PA
CBHW050426210326
41520CB00020B/6767